※このページはコピーして使ってください。

食べかた・飲みかたについて（→44～45ページを参照しよう）

なぜよくかんで食べることが大切なのかな？

[　　　　　　　　　　　　　　　　　　　　　　　　]

おやつの食べかたの注意点は？

[　　　　　　　　　　　　　　　　　　　　　　　　]

かかりつけの歯科医院について（→46ページを参照しよう）

どうしてむし歯でなくても歯科医院に通う必要があるのかな？

[　　　　　　　　　　　　　　　　　　　　　　　　]

定期検診（けんしん）ではどんなことを見る？

[　　　　　　　　　　　　　　　　　　　　　　　　]

歯と口の健康をまもるためにこれからできることを書いてみよう。

教えて歯医者さん！

調べて守る歯の話①

健康な歯の守りかた

監修 桜堤あみの歯科
網野重人（小児歯科専門医）
原田奈名子

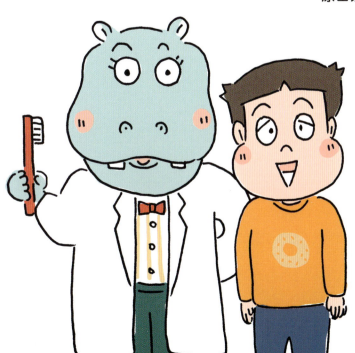

くもん出版

第1巻　健康な歯の守りかた

はじめに 4

第1章　歯の構造と役割を知ろう

1 口と歯のことを知ろう

口にはどんな役割がある？ 6

口と歯の構造はこうなっている 8

乳歯と永久歯 10

だ液の役割って何だろう 12

2 歯の役割を知ろう

歯の役割のいろいろ 14

32本の歯の役割を見てみよう 16

もっと知りたい！　歯の豆知識 18

第2章　歯と口の病気

1 どうしてむし歯になるの？

口のなかの細菌と歯こう・歯石 20

むし歯のできるしくみ 22

むし歯の進行度（C1〜C4） 24

2 歯のまわりの病気

知覚過敏って何？ 26

歯周病ってどんな病気？ 28

歯周病がいろいろな病気の原因に？ 30

もっと知りたい！　歯の豆知識 32

第3章 大切な歯をまもるために

健康な歯をまもるために生活習慣を見直してみよう！ ……… 34

1 正しい歯みがきのしかた

歯みがきってなぜ大切なの？ ……… 36

歯みがき用品の選びかた ……… 38

正しい歯みがきの方法を覚えよう ……… 40

2 健康な歯のためにできること

歯を健康にたもつ生活習慣 ……… 44

もっと知りたい！ 歯の豆知識 ……… 46

さくいん ……… 47

わたしたちといっしょに歯について学ぼう！

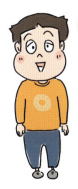

ケンマ（小6）
食べることが大好き。とくにおかしが好き。

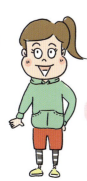

キラリ（小5）
ケンマの妹。空手に夢中。

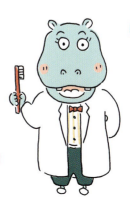

先生
りっぱな歯をもち、歯のことならなんでも教えてくれる。

はじめに

　わたしが歯医者をめざしたきっかけは、子どものころに経験した、むし歯とのつらく長い戦いにあります。共ばたらきの両親にかわり、わたしの面倒を見てくれたのは祖母でした。祖母からかわいがられて育ったわたしは、あまいおかしを好きなだけ食べ、歯みがきをしない日々を送るうちに、気づけばむし歯だらけになっていました。当時は、むし歯を予防するという考えかたや、予防するための習慣というものがあまりなかったので、子どものむし歯がとても多い時代でした。歯科医院の数もいまほど多くなく、いちばん近くの歯科医院まではバスで通っていました。そのような状況ですから、歯科医院はいつも多くの人でいっぱいで、治療に通うのも一苦労でした。このような自分の経験を通して、将来は、むし歯で苦しむ人や、子どもの気持ちによりそえる歯医者になりたいと思ったのです。

　第1巻では、歯と口のはたらきについて学びます。口は命の入口といわれています。それは、わたしたちが生きるために体に栄養をとりこむ最初の器官だからです。それぞれの臓器で必要な栄養をとりこみ吸収して、最後に不必要なものを肛門から出します。口のなかで食物をくだいてとかして、それぞれの臓器で栄養をとりこみやすくしているのです。歯の構造を知って、口の役割を知ることは、健康でいるためにとても大切なことなのです。

　この本をとおしてみなさんが子どものうちから口の健康に対して興味をもっていただければうれしいです。

網野重人

第1章 歯の構造と役割を知ろう

1. 口と歯のことを知ろう ……………… 6
2. 歯の役割を知ろう ……………… 14

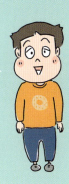

歯の役割ってごはんを食べるときに使う以外にあるのかな？

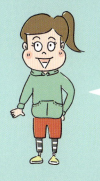

それだけじゃないんじゃない？歯を食いしばって力を入れたりするよね。

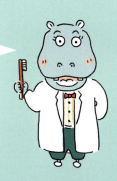

その通りです。歯には食べものを小さくする以外にもさまざまな役割がありますよ。それから、歯のはえている場所によっても、役割がちがうんです。この章では、歯と口、だ液の役割について見ていきましょう。

1 口と歯のことを知ろう①

口にはどんな役割がある?

口は生活に欠かせないいろいろな役割をもっています。口がどんなことに役だっているのか、知っておきましょう。

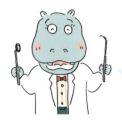

口にはどんな役割があるのか、考えたことはあるかな? 目や耳と同じように、生きるうえでとても大切な役割がありますよ。

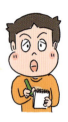

口の役割なんて、考えたことがなかった。おもしろそうです!

口は大事な役割をもっている!

口にはさまざまな役割があり、大きく分けると、食べることにかかわる役割と、コミュニケーションにかかわる役割があります。食べることにかかわる役割では、食べものを歯でかんで小さくして消化しやすくします。そして、舌で味を感じて、おいしさを楽しむ役割もあります。

コミュニケーションにかかわる役割では、声を出してことばを伝えたり、口の形や動きで、考えや気持ちを伝えたりします。

口の役割①
食べることにかかわる役割

食べものを体のなかに入れて消化するために、口のなかで食べものを小さくします。食べものの味を感じて、楽しむことも大切な役割です。舌にある味蕾という器官が味を感じるセンサーです。

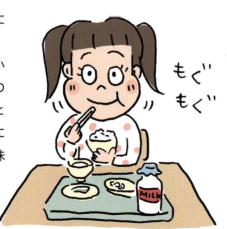

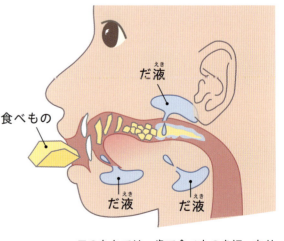

口のなかでは、歯で食べものを切ったりくだいたりして小さくして、だ液とまぜあわせてドロドロのかたまりにする。

6

第1章 歯の構造と役割を知ろう

口の役割②
コミュニケーションにかかわる役割

声を発するときには、くちびる、歯、舌、あごなど口のなかや口のまわりの部分を使います。笑ったりおこったり、表情をつくるときにも口がはたらきます。

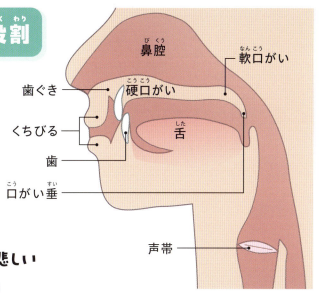

声を出すときに使うのは、おもにのどにある声帯。人にことばで伝えるためには、口のなかやそのまわりのいろいろなところを使って発音する。

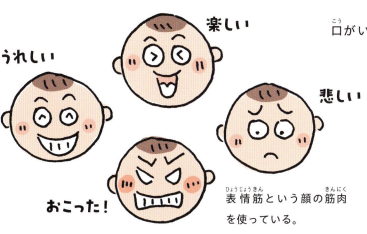

表情筋という顔の筋肉を使っている。

体全体をまもる役割もある

口は、食べものを食べたり、空気をすったり、外のものを体のなかに入れる場所です。そのため、ウイルスや、細菌など、体によくないものが入ってこないように、まもる役割もあります。たとえば、だ液には、抗菌・抗ウイルス作用の成分がふくまれていて、体のなかに入りこまないようにしています。また、口のなかの粘膜や液体などもはたらき、体によくないものをブロックしています。

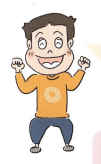

食べたりコミュニケーションをとったり、口には大事な役割があるんだね。

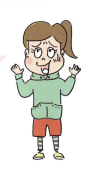

でも、食べすぎや、授業中のおしゃべりはだめだよ！

調べてみよう

「味蕾」はどれくらいあるかな？
味を感じるセンサー「味蕾」は、人間の口のなか全体で、どれくらいあるかな？本やインターネットで調べてみよう。年齢によってもことなるよ。
（→答えは18ページ）

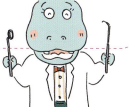

1 口と歯のことを知ろう②

口と歯の構造はこうなっている

鏡で口のなかをのぞいてみても、歯や舌の表面しか見えません。頭から、口や歯が、どのようなつくりになっているか、図を使ってたしかめてみましょう。

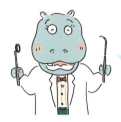

口や歯のことを知るためには、図を見るとわかりやすいです。歯の内部は、とてもおもしろいんですよ。

外から見てもわからないけれど、図だとよくわかりますね。

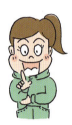

口の構造はどうなっているの？

上下のあごの骨に囲まれた空間のことを「口腔」といいます。口のなかのことです。口のなかの空間は、ミカンくらいの大きさですが、そのほとんどは舌がしめています。

上あごは動かないため、下あごだけを動かします。食べものをかむときには、あごや頭の横の部分にある筋肉を使い、下あごを上下左右に動かします。舌も筋肉によって、細かく動かすことができます。だ液は、口のなかにある、だ液腺から出されます。

あごと口の構造を見てみよう

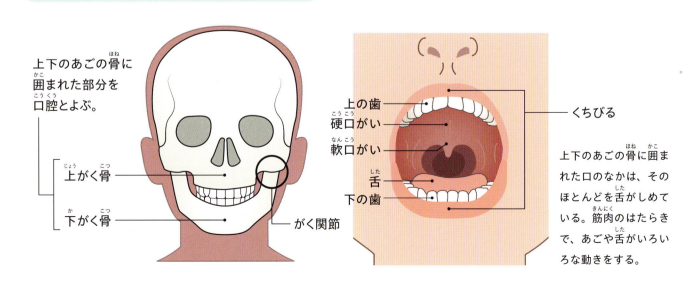

上下のあごの骨に囲まれた部分を口腔とよぶ。

- 上がく骨
- 下がく骨
- がく関節

- 上の歯
- 硬口がい
- 軟口がい
- 舌
- 下の歯
- くちびる

上下のあごの骨に囲まれた口のなかは、そのほとんどを舌がしめている。筋肉のはたらきで、あごや舌がいろいろな動きをする。

第1章 歯の構造と役割を知ろう

歯の構造はどうなっているの？

歯が外に出て見えている部分が「歯冠」、歯ぐきのなかにうまっていて見えない部分を「歯根」といいます。歯は、3種類のかたい組織で構成されています。ふくまれる素材の割合によってかたさがちがい、いちばんかたいのがエナメル質、次にかたいのが象牙質、その次がセメント質です。歯のかたさに人による大きなちがいはなく、体のなかでとてもかたい部分です。しかし、いちどむし歯になると、どんどんこわれていってしまいます。もし歯にあながあいてしまうと、もうもとにもどすことはできません。

歯の構造を見てみよう

見えている部分だけが歯ではありません。歯ぐきのなかにある、たくさんの組織も歯の一部なのです。「歯ずい」には血管が通っていて、象牙質に栄養を送っています。

図の中のラベル：
- エナメル質
- 象牙質
- 歯ずい
- 歯肉溝
- 歯肉
- セメント質
- 歯そう骨
- 歯根膜
- 歯冠
- 歯根

かたさの比較：エナメル質 → 象牙質 → セメント質 → 骨
（かたい ← → やわらかい）

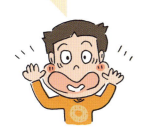

歯のなかを見るといろいろな組織があってびっくりしたよ。

クイズ

歯のなかでもっともかたいのは？

歯の組織のなかで、いちばんかたいのは、何という組織かな？ それは歯のどの部分にある組織かな？

（→答えは18ページ）

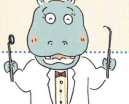

1 口と歯のことを知ろう③

乳歯と永久歯

乳歯は生まれて6か月ごろから、永久歯は6歳前後からはえはじめます。成長にあわせて歯がはえかわります。

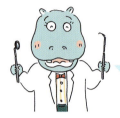

永久歯はもう全部はえましたか？ 体にとって、とても大切なことなんですよ。

ぼくはおく歯がまだはえていないんです。最初から永久歯がはえていればいいのに、と思うんですが……。

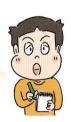

乳歯の役割

子どものあごは小さいため、それにあわせた小さい乳歯が必要です。成長するにしたがって、あごも大きくなり、大きい永久歯がはえて、本数もふえます。歯は、長い年月をかけて、あごのなかで成長して、はえる準備をしています。あごのなかで永久歯が完成すると、乳歯の根をとかすものが出てきます。すると乳歯がぐらぐらしてぬけ、永久歯がはえてきます。

乳歯は、永久歯がはえる方向や場所を決める役割もあります。乳歯が健康でないと、歯ならびが乱れるなど、永久歯によくない影響をあたえます。乳歯もよくみがいて健康にたもちましょう。

乳歯と永久歯のはえかわり

乳歯の下のあごのなかでは、永久歯が長い時間をかけて成長しています。どんなふうに育っていくのか見てみましょう。

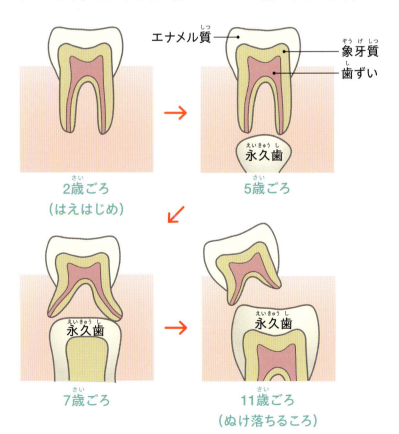

第1章 歯の構造と役割を知ろう

乳歯と永久歯がはえる時期

個人差はありますが、乳歯は生後6か月くらいからはえはじめて、3歳ごろまでにはえそろいます。乳歯は上下に10本ずつで合計20本です。永久歯は、上下に16本ずつで合計32本ですが、いちばんおくの親知らず＊は、はえないこともあり、上下14本ずつの合計28本という人が多いです。

永久歯は、6歳前後からはえはじめます。乳歯は6歳ごろ、前歯からぬけます。永久歯は12～13歳ごろまでにはえそろい、親知らずは17～21歳ごろにはえます。

＊親知らずは、上下の歯のいちばんおくにはえる永久歯。生まれつきはえない人や、歯ぐきにうまっている人などもいる。

乳歯と永久歯をくらべると

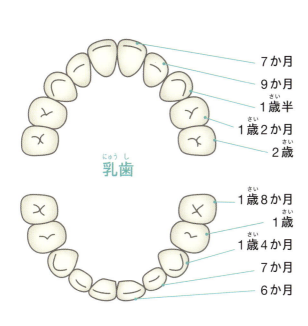

乳歯
- 7か月
- 9か月
- 1歳半
- 1歳2か月
- 2歳
- 1歳8か月
- 1歳
- 1歳4か月
- 7か月
- 6か月

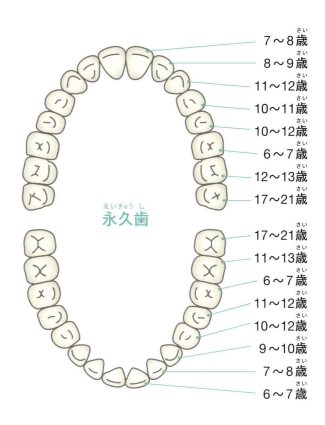

永久歯
- 7～8歳
- 8～9歳
- 11～12歳
- 10～11歳
- 10～12歳
- 6～7歳
- 12～13歳
- 17～21歳
- 17～21歳
- 11～13歳
- 6～7歳
- 11～12歳
- 10～12歳
- 9～10歳
- 7～8歳
- 6～7歳

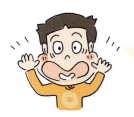

歯がはえかわるのは大事なんだね。

おいしいものが食べられるのは、乳歯がちゃんとはえかわるからなんだ！

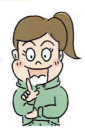

調べてみよう

いちばん最後にはえる歯は？

親知らず以外で、いちばん最後にはえてくる歯は、何という歯かな？ 16ページも見てみよう！

11

1 口と歯のことを知ろう④
だ液の役割って何だろう

だ液は、食べものをかんで飲みこむためだけでなく、生きていくのに大切な役割をたくさんもっています。

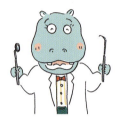

だ液は、食べるのにも、むし歯をふせぐのにも、とてもたのもしいものなんです。

だ液って「つば」でしょ。きたないような気がするけど、そんなにすごいのかな。

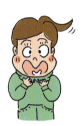

だ液にはどんな種類がある？

だ液には、ネバネバした液とサラサラした液の2種類があります。ネバネバした液は、口のなかやのどの粘膜をまもる役割を果たしています。サラサラした液は、食べものを飲みこみやすくしたり、口のなかの酸性とアルカリ性のバランスをたもったりしています。

だ液は口のなかにあるだ液腺から、1日に1リットルから1.5リットルも出されます。おもな成分である水分以外に、さまざまな機能のある成分がふくまれています。

自律神経とだ液の関係

だ液は、呼吸や血のめぐり、消化などを調節する「自律神経」によって、出かたが調整されています。活動したり緊張したりするときに交感神経が、休んだりリラックスしたりするときには副交感神経がはたらきます。

ネバネバしただ液
- ☑ 活動するときやストレスがあるときに出やすい（交感神経がはたらくとき）。
- ☑ 水分が少なめで粘膜を保護するムチンという成分が多い。
- ☑ 粘膜を保護して水分をたもったり、細菌から体をまもったりする。

サラサラしただ液
- ☑ 休んでいるときやリラックスしているときに出やすい（副交感神経がはたらくとき）。
- ☑ 水分が多めで、デンプンを消化するα-アミラーゼという成分が多い。
- ☑ 食べものを飲みこみやすくしたり、酸性とアルカリ性のバランスをたもったりする。

第1章 歯の構造と役割を知ろう

だ液のさまざまな機能

　だ液の大きな役割は、歯でかんで小さくした食べものとまざりあって、飲みこみやすいかたまりをつくることです。しかし、それだけではなく、味を感じやすくしたり、消化を助けたり、口のなかをきれいにたもったりするはたらきもします。エナメル質からミネラルがとけだしてむし歯になるのをふせいだり、細菌やウイルスが入るのをふせいだりする機能もあります。

だ液の9つの機能

食	かたまりをつくる	ムチンなどのネバネバした成分で、食べものとまざりあってかたまりにして、飲みこみやすくする。
	味を感じやすくする	食べものの味の成分がだ液でとけることにより、味蕾にあるセンサーに反応しやすくなる。
	消化する	α-アミラーゼという成分が、お米などにふくまれるデンプンを分解する。
歯と粘膜	おおってまもる	歯の表面や口のなかの粘膜をおおって、きずなどがつかないようにする。
	きれいにする	歯や口の粘膜にくっついたものをあらいながしてきれいにする。
むし歯予防	バランスをたもつ	口のなかで酸性やアルカリ性のどちらかが多くなると、むし歯になりやすくなる。そうならないように中性に近づける。
	むし歯をふせぐ	エナメル質からミネラルがとけだすとむし歯になりやすくなる。そうならないようにだ液の成分でミネラルをおぎなう。
病気予防	ウイルスや細菌からまもる	細菌などが活動するのをおさえる物質で体をまもる。
	がんなどをふせぐ	だ液には、がんが発生するのをふせぐ成分が入っている。

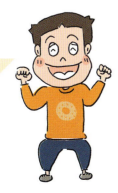

むし歯や病気の予防もできるなんて、だ液ってすごいね。

調べてみよう

3つの大きなだ液腺は?

だ液腺はたくさんあるけれど、なかでも大きなだ液腺が3つあるよ。何という名前のだ液腺で、どこにあるのかな? 本やインターネットで調べてみよう。(→答えは18ページ)

2 歯の役割を知ろう①

歯の役割のいろいろ

食事のときには、歯で食べものをかんで小さくすることによって、のどを通りやすくしています。歯は、それ以外にもさまざまなはたらきをしています。

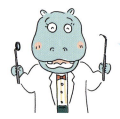

口にいろいろな役割があるように、歯にもかむ以外の大事な役割があるんですよ。

そうなんだ。歯は大切にしないといけないですね！

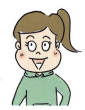

食べる・しゃべるときの歯の役割は？

歯のおもな役割は、食べものをかんでくだき、小さくすることです。しかし、それ以外にも、歯ごたえなど、食べものの味以外の部分を感じとることができます。また、歯はとても敏感な感覚をもっていて、0.2ミリの差にも気づくことができます。そのため、口のなかに、砂やごみなどの異物が入りこんだときに、すばやく感知して、飲みこんでしまうことをふせぐ役割ももっています。

歯を使わないと発音できない音もあります。歯がなければじょうずにしゃべることができません。

食べているときの歯の活躍

食べものを食べて「おいしい」と感じることは、食事の楽しみでもあります。味はもちろんのこと、歯から伝わる「かたい」「やわらかい」などの歯ごたえも、人がおいしさを感じるポイントの一つです。また、食べものをかんでいて、変な音がしたり、歯と歯のあいだにかたいものがはさまったりしたときに、「食べてはいけないもの」と感じることがあります。このときにも、歯がはたらいています。

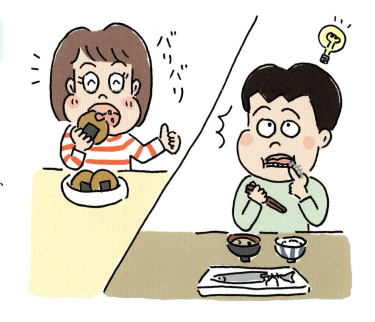

第1章　歯の構造と役割を知ろう

歯ごたえを楽しめるものの例

- ☑ せんべいやあられなど、バリバリとかめるもの。
- ☑ うどんやそばなど、コシを感じるもの。
- ☑ パイや天ぷらなど、サクサクとかめるもの。
- ☑ パンやもちなど、ねばりけやモチモチ感があるもの。
- ☑ レタスなど、パリパリとしたみずみずしいもの。

異物を感じとる例

- ☑ アサリやシジミなどを食べていて、砂がジャリッとする。
- ☑ 魚を食べていて、骨がまじっていたら出せる。

しゃべるときの歯の活躍

前歯の乳歯がぬけているとき、「さしすせそ」がじょうずに発音できなかったことはありませんか。わかりやすくきれいに発音するためには、歯が大きな役割を果たしています。

体全体にかかわる歯の活躍

歯は、体全体にも大きな影響をあたえます。たとえば、スポーツのときなどには、おく歯をぐっと食いしばることで、より強い力を出すことができます。しかし歯を食いしばりすぎると、歯に悪い影響もあります。そのため、歯を食いしばるような競技の選手の多くは、マウスピースを使って歯へのダメージをふせいでいます。

しゃべるときの歯と歯ぐきの使いかた

コミュニケーションをとるときに、歯や歯ぐきは大事なはたらきをしています。

- ☑「サ行」 前歯と舌のあいだから息を出しながら発音する。息を出すすきまがないと、発音できない。
- ☑「タ行」 舌の先を上の歯ぐきにつけて舌をはなすときに発音する。歯の土台がしっかりしていないと、きれいな発音にならない。

そういえば、乳歯がぬけたとき、すごくしゃべりづらかったなあ。

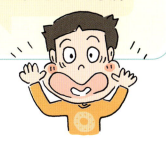

調べてみよう

舌と歯ぐきや上あごがつくと出せる音は?

舌を歯ぐきや上あごにつけて発音する音はほかにどんなものがあるかな？ 自分で声を出してさがしてみよう。

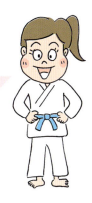

わたしが習っている空手でも、歯を食いしばる場面があるよ。歯が悪くならないようにマウスピースをつけてみよう！

2 歯の役割を知ろう②

32本の歯の役割を見てみよう

親知らずも入れて全部で32本ある永久歯は、はえる場所によって形や役割がちがいます。くわしく見てみましょう。

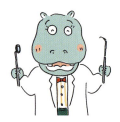

前歯とおく歯では、形がちがいますね。食べるときの役割にあわせた形になっていますよ。

前歯は平たい形だけど、おく歯はどっしりした形ですね。

歯の形と役割のちがいは？

わたしたちが食べるとき、歯はそれぞれの形にあった役割を果たしています。

全部で8本ある前歯は「切歯」といい、平たいシャベルのような形をしていて、食べものをかみ切る役割があります。その横に、先のとがった形をした「犬歯」があります。食べものを切りさく役割をしています。おくに左右5本ずつ、上下で合計20本あるのが、「臼歯」です。うすのようにどっしりとした形で、かむ面にみぞとでこぼこがあります。食べものをくだいて、すりつぶし、だ液とまぜて、飲みこみやすいかたまりにします。

歯の形と永久歯のならび

同じ形の歯は左右対称に1本ずつはえます。それぞれの形にあった役割で、食べものを飲みこみやすい形にしています。

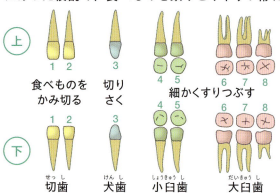

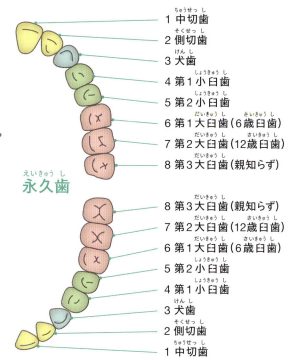

永久歯

1 中切歯
2 側切歯
3 犬歯
4 第1小臼歯
5 第2小臼歯
6 第1大臼歯（6歳臼歯）
7 第2大臼歯（12歳臼歯）
8 第3大臼歯（親知らず）

8 第3大臼歯（親知らず）
7 第2大臼歯（12歳臼歯）
6 第1大臼歯（6歳臼歯）
5 第2小臼歯
4 第1小臼歯
3 犬歯
2 側切歯
1 中切歯

第1章 歯の構造と役割を知ろう

むし歯などでいためやすい歯があるの？

　永久歯のなかで、最初にはえてくるのは、左ページの「6番」の「第1大臼歯」です。前歯からおく歯のほうに数えていって、6番めにあります。6歳前後にはえて、いちばん長く使うため、むし歯になることがとても多い歯です。第1大臼歯のかむ力は強く、強くかみしめたり食いしばったりする場面では、自分の体重と同じくらいの力がくわわることもあります。これにより、歯をいためることもあります。

むし歯になりやすいおく歯

　長く使う「第1大臼歯」や、そのおくにある「第2大臼歯」は、みがき残しも多くむし歯になりやすいので、とくに注意してみがくことが大切です。

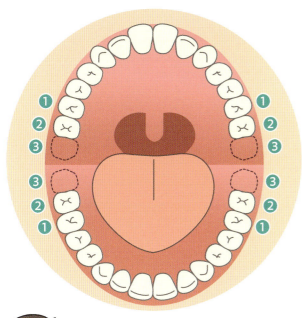

とくに気をつけたい3つのおく歯

❶第1大臼歯
いちばんはやくはえる永久歯。長く使い、みがき残しも多いため、むし歯にもなりやすい。

❷第2大臼歯
はえるのは11〜13歳ごろ。親知らずをのぞくといちばんおくの歯なので、みがきにくい。

❸第3大臼歯（親知らず）
はえるのは17〜21歳ごろと、とてもおそい。ななめにはえることもあるし、はえてこない人もいる。むし歯や歯ぐきの炎症の原因にもなる歯なので、はえかたをよく見て、しっかりみがくことが大切。

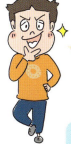

おく歯はとくに時間をかけてみがきたいね。

口をとじる場面で、少し上下の歯にすきまをつくると、食いしばりをふせげます。

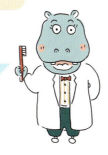

調べてみよう

犬歯にはほかのよびかたがある？
先のとがった犬歯には、ほかのよびかたもあるよ。何というよびかたなのか、またなぜそうよばれるのか、調べてみよう。

17

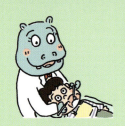
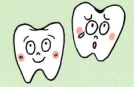

もっと知りたい！ 歯の豆知識

歯と健康寿命の関係

日本は、世界でも長生きの国として知られていますが、みんなが健康で長生きできるとはかぎりません。病気で好きなことができなかったり、介護を受けたりして生活しているお年よりもたくさんいます。

そこで、ただ長生きするだけではなく、健康に長生きできる「健康寿命」を長くすることが大切だと考えられています。じつは、歯や歯ぐきが健康かどうかが、健康寿命を長くするカギなのです。

歯でしっかりかんで食べられれば、栄養もきちんととれるので、病気になったり、体が弱ったりすることをふせげます。また、歯は、しゃべることや、表情をつくることにもかかわっていますから、歯が健康ならば、友だちや家族とおしゃべりをして楽しむことができるので、心も健康でいられます。むし歯や歯周病でたくさんの歯をなくしてしまっている人ほど、健康寿命が短いという調査結果もあるのです。子どものころから正しい歯みがきをつづけ、歯や口のなかを健康にしていることは、健康で長生きすることにつながります。

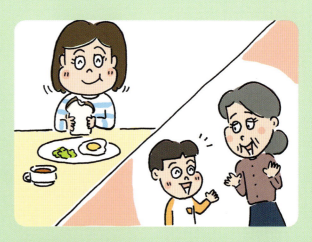

健康寿命とは

毎日の生活が制限されずにすごせる期間のことです。下のグラフのように、2019年の日本の男性の平均の健康寿命は72.68歳でした。73歳以降の男性は、病気で自由に好きなことができなかったり、介護を受けたりしていることが多いと考えられます。

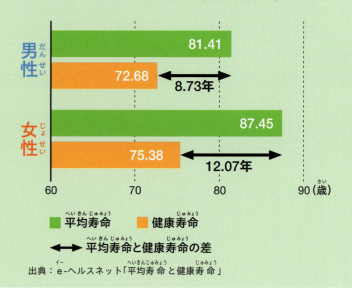

出典：e-ヘルスネット「平均寿命と健康寿命」

答え
- 7ページ　乳児は1万個くらい、おとなが7,000〜9,000個
- 9ページ　エナメル質。歯の頭の部分にある組織
- 13ページ　耳下腺、顎下腺、舌下腺

第2章

歯と口の病気

1. どうしてむし歯になるの？ ……… 20
2. 歯のまわりの病気 ………………… 26

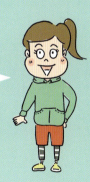

お兄ちゃん、いまむし歯があるから歯医者さんに通ってるよね。

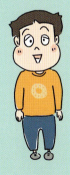

そうだよ。むし歯もいたいけど治療（ちりょう）もこわいから本当にいやだな。どうしてむし歯になっちゃったんだろう。

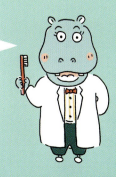

この章では、どうしてむし歯になるのかを見ていきましょう。また、むし歯のほかにも、歯がしみる病気や歯ぐきの病気もありますよ。どうしてなるのか、どんな症状（しょうじょう）が出るのかを知っておくことは大切ですね。

1 どうしてむし歯になるの？①

口のなかの細菌と歯こう・歯石

口のなかの細菌がつくる「歯こう」が、むし歯の原因になります。歯こうがどのようにできるのか知っておきましょう。

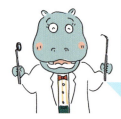

むし歯は、菌がかかわってできます。むし歯がどうやってできるのか知るためには、まず菌が口のなかでどんなことをしているのか、勉強しましょう。

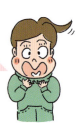

口のなかで菌が何かしているなんて、ちょっとこわいですね。

歯こうって何？

口のなかには、たくさんの細菌がいます。食べものの残りかすが歯についていると、そこから細菌がふえていきます。とくに、むし歯の原因となる「ミュータンス菌」は、ネバネバとしたものを出して、細菌のかたまりをつくります。これが歯こうです。歯こうは「プラーク」ともよばれ、むし歯ができる原因になります。

ネバネバした歯こうは、うすい膜でバリアをはっているため、だ液やうがいであらい流すだけではとれず、歯にぴったりとくっついてしまいます。歯こうのネバネバには、細菌がさらにくっついて、どんどん大きなかたまりになっていきます。

歯こうができるまで

食べものの残りかすが歯にくっついて、そこに、細菌が集まり、ネバネバのかたまりになって歯こう（プラーク）になります。

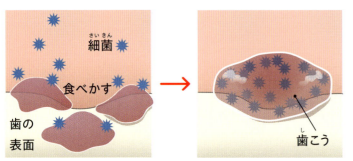

歯こうの特徴

- ☑ むし歯の原因になるミュータンス菌など、細菌がたくさんいる。
- ☑ ネバネバしていて、どんどん細菌がくっついていく。
- ☑ ネバネバの表面が「バイオフィルム」という膜になってバリアとなり、だ液やうがいでは落とせない。
- ☑ 砂糖が材料になりやすい。
- ☑ 食べて8時間くらいでできる。

第2章 歯と口の病気

歯こうがつきやすいところは？

歯みがきのときは、ネバネバした歯こうをしっかり落とすようにしましょう。とくに、歯こうがたまりやすいところは、みがき残さないようにすることが大切です。

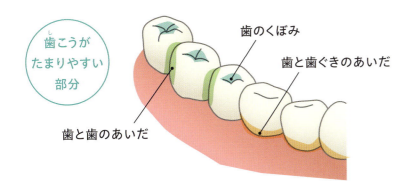

歯こうがたまりやすい部分
- 歯と歯のあいだ
- 歯のくぼみ
- 歯と歯ぐきのあいだ

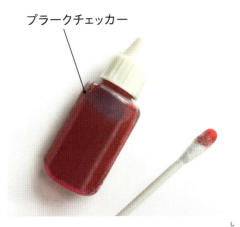

プラークチェッカー

「プラークチェッカー」というとくしゅな薬で歯こうに色をつけて、歯の表面によごれがあるかを調べることもできる。

歯こうがたまると、石のようにかたくなる

歯こうがそのまま歯にたまっていくと、石のようにかたいものになって、歯にこびりついてしまいます。これを「歯石」といいます。歯石は、それ自体がむし歯を引きおこすわけではありませんが、口のなかの細菌をふやし、歯こうをつきやすくさせます。歯石は歯みがきでは落とすことができないので、できてしまったら、歯科医院で専用の器具（スケーラー）を使って落としてもらいます。

毎日歯みがきをがんばっても、すべての歯こうをなくすことはむずかしく、たいていの人は歯石がついてしまうものです。はずかしがらずに、定期的に歯科医院で落としてもらいましょう。

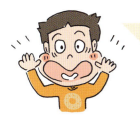

ネバネバしたものが歯につくなんて、ちょっと気持ち悪いよ。

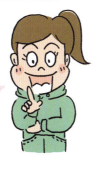

お砂糖がネバネバの原因にもなるって。あまいジュースなどにも注意だね。

クイズ

歯石はだれがとってくれるの？
歯科医院で歯石をとるときは、歯科衛生士という専門の職業の人がやってくれることが多いよ。歯科衛生士が歯石をとるときに使う道具を何というかな？
（→答えは32ページ）

1 どうしてむし歯になるの？②

むし歯のできるしくみ

細菌がつくった歯こうから、どのようにむし歯ができるのか、そのしくみをくわしく見てみましょう。

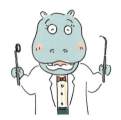
むし歯は、歯の成分がとけてしまってできるんですよ。

そうなんだ！ 虫が歯に入ってあながあくのだと思っていました。
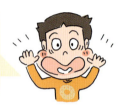

細菌が砂糖をえさにして酸を出す

ネバネバした歯こうのなかでは、ミュータンス菌が、砂糖を材料にして、「酸」というものをつくり出します。酸は、とてもかたいエナメル質の表面から、「カルシウム」や「リン」など、歯にある大事な成分をとかしてしまいます。その成分がどんどんとけていくと、やがて歯にあながあいて、むし歯になります。

砂糖は、ミュータンス菌がふえるのにも、酸をつくり出すのにも使われます。砂糖を使っているおかしを食べすぎたり、ジュースを飲みすぎたりすると、むし歯ができやすくなります。

むし歯になるまで

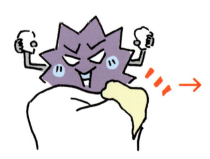
口のなかにいるミュータンス菌が、砂糖をえさにしてネバネバした歯こうをつくり、歯にくっつく。

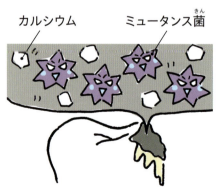
歯こうのなかで菌がふえる。菌は砂糖を材料に酸をつくり出し、カルシウムやリンをとかす。

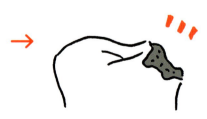
カルシウムやリンがとけて外に出ていき、エナメル質にあながあく。

第2章 歯と口の病気

むし歯の原因

むし歯は、歯についた歯こうのなかで、菌が砂糖とむすびついて酸をつくることでできます。むし歯は歯の形や生活習慣などが重なってできるものです。こうした原因を一つずつへらすことが大切です。

歯の形など
みぞやくぼみが多く、食べかすがたまりやすい、エナメル質がうすいなど

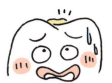

砂糖
おかしだけでなく、料理や食べものなどにもふくまれる「糖分」

歯こう
歯こうが歯についたままだと、酸がつくられ、菌がふえる

むし歯

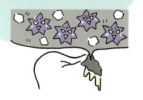

むし歯のできやすい人もいる？

あまいものをたくさん食べないようにしたり、歯みがきをしっかりしたりと、日ごろから気をつけていても、むし歯ができてしまうことがあります。人によっておなかをこわしやすかったり、のどが弱かったり、少しずつ差があることと同じように、生まれつきむし歯ができやすい人もいるのです。歯の形や歯ならびに関係することが多いとされています。

もちろん、むし歯をふせぐことは大切ですが、できてしまっても、歯医者さんにおこられるわけではありません。また、進行しているむし歯はしぜんにはなおりません。歯がいつもとちがうなと思ったら、早めに歯科医院に行きましょう。

歯はとてもかたいのに、とけちゃうんだ。びっくり！

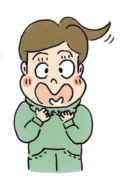

調べてみよう

カルシウムはどこにあるのかな？
むし歯になるときにとけ出してしまうカルシウムは、歯のほかに、体のどんなところに多くあるかな？
(→答えは32ページ)

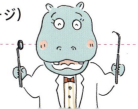

1 どうしてむし歯になるの？③

むし歯の進行度（C1〜C4）

むし歯は、初期はいたみもなく気づきませんが、放っておくと、しみたり、ひどいいたみを感じるようになります。

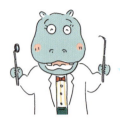

むし歯の進行の度合いは、C1などと言うんです！　聞いたことはありますか？

検診のとき、先生が言っていました！　どんな種類があるのですか？

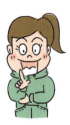

むし歯の進みかたと症状

　むし歯の進行度は、C1〜C4という記号で表されます。初期のC1は、歯の表面のエナメル質にあながあいた状態です。ほとんどの人はいたみを感じません。C2ではエナメル質のおくの象牙質までむし歯が広がり、冷たいものがしみたり、いたみを感じるようになります。C3では「歯ずい」という歯の神経までむし歯になり、はげしいいたみを感じます。C4では、歯ぐきの上に出ている「歯冠」の部分がほとんどなくなってしまいます。

　C1でエナメル質にあながあくと、もとにもどりません。C0の段階なら、手入れをすることで健康な歯をとりもどせます。少しでもいたみがあれば、歯科医院を受診しましょう。

むし歯の進行度C1〜C4

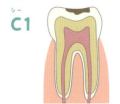

C1
歯こうの酸の影響で、歯の表面のエナメル質にくぼみができる。いたみなどはほとんど感じない。

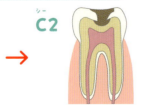

C2
エナメル質のおくの象牙質までむし歯が進む。冷たいものがしみたりする。

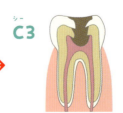

C3
むし歯が歯ずい（神経）まで進み、強いいたみを感じる。これを放っておくと、神経が死んでしまうこともある。

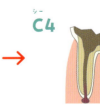

C4
歯の大部分がなくなる。根の先にたまったうみから細菌が広がることもあるため歯科医院で歯をぬくことになる場合が多い。

第2章 歯と口の病気

もとにもどれるC0の状態

歯こうの酸で、カルシウムやリンがとけることを「脱灰」といいます。脱灰がはじまっても、C1になる前のC0の段階であれば、健康な状態の歯にもどる（再石灰化）ことができます。

再石灰化とは
- ☑ エナメル質からとけたカルシウムやリンが、またエナメル質にもどること。
- ☑ 口のなかでは、毎日「脱灰」と「再石灰化」がくりかえし起こっている。

再石灰化をうながすためには
- ☑ 再石灰化がしやすくなる「フッ素」という成分の入った歯みがき剤を使う。
- ☑ 歯科医院で「フッ素」を歯にぬってもらう。

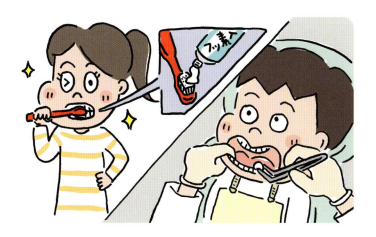

むし歯はなぜあんなにいたいの？

むし歯がC3まで進んでしまったときの歯のいたみは、ズキズキとして、とてもつらいものです。歯のおくにある「歯ずい」には、特に敏感な神経がはりめぐらされているので、いたみも強く感じられる場合があります。歯の神経が死んでしまうと、いたみがおさまることもあります。とても敏感な神経ですが、一つずつの歯のちがいを伝えるほどは発達していないので、「いたいけれどどの歯なのかよくわからない」ということがあります。その場合には、むし歯になっている歯を見つけるためにX線写真をとります。

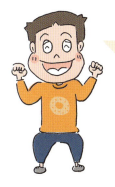

歯がいたくならないように、再石灰化させよう。がんばるぞ！

クイズ

むし歯の進行はどう表すの？
むし歯が象牙質まで進んだ状態を表す記号は何かな？ また、そのときにはどんな症状になるかな？
（→答えは32ページ）

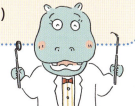

25

2 歯のまわりの病気①

知覚過敏って何?

歯がいたむ原因は、むし歯だけではありません。歯のいたみを感じたとき、どんな病気の可能性があるのか知っておきましょう。

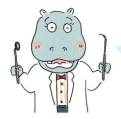

むし歯ではなくても、歯がキーンとしみることがあります。そういうときは、なぜしみるのか、歯科医院で調べてもらいましょう!

むし歯じゃなくても、歯科医院に行っていいんだね。

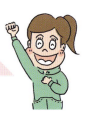

歯がしみるなら……知覚過敏かも!

知覚過敏とは、歯がふつうよりも敏感になっている状態のことです。むし歯ではないのに、冷たいものやあまいものを食べたときや、歯ブラシでさわったときなどに「キーン」としみるような症状が出ます。「キーン」とひびいたり、しみたりするのは、象牙質に刺激がとどいたときの症状です。

歯の表面のエナメル質はけずってもいたみは感じません。知覚過敏は、むし歯以外の理由でエナメル質にきずがついたり、うすくなったりして象牙質が外に出ているときに起こります。歯ぐきがやせて、歯の根が外に出てしまっているときも、象牙質がむきだしになるので、知覚過敏が起きます。

知覚過敏のしくみと原因

刺激に強いエナメル質にきずがつくと、象牙質があらわになり、「キーン」というするどいいたみを感じます。

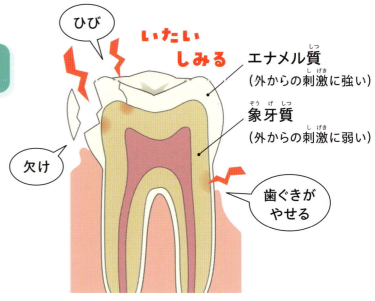

第2章 歯と口の病気

飲みものの酸で歯がとける「酸しょく歯」

ミカンやレモンなどのすっぱいものや、スポーツドリンクなどには、酸がふくまれています。こうした飲みものをいつも飲んでいると、酸で歯がとけやすくなって知覚過敏になることがあります。飲んだあとには、できるだけ口をゆすぐようにしましょう。

知覚過敏になる原因

- ☑ けがなどで歯が欠ける。
- ☑ 歯ぎしりや食いしばりで、歯のエナメル質がけずれる。
- ☑ 力をいれすぎた歯みがきでエナメル質にきずがつく。
- ☑ 酸をふくんだ飲みものをたくさん飲んで、エナメル質がとける。
- ☑ 年齢が高くなると、歯ぐきがやせて歯の根の部分が表に出る。

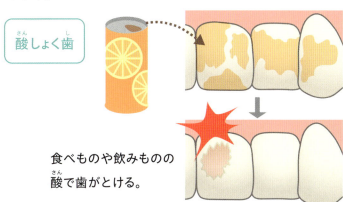

酸しょく歯

食べものや飲みものの酸で歯がとける。

知覚過敏をふせぐには？

知覚過敏をふせぐためには、エナメル質がきずついたりとけたりしないようにすることが大事です。歯みがきのときに力を入れすぎないこと、酸をたくさんふくむ飲みものをダラダラと飲まないことが大切です。毛がやわらかい歯ブラシを使うことも効果があります。

歯にいたみを感じたときに、「知覚過敏だな」と放っておくのは危険です。むし歯になっているかもしれないし、知覚過敏が進んでしまうと、しぜんにはなおりません。歯科医院で、歯の状態をみてもらいましょう。いたみの原因が知覚過敏だとわかったら、刺激をやわらげる乳酸アルミニウムなどの成分の入った歯みがき剤を使うのがおすすめです。

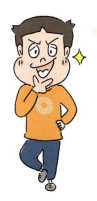

酸がたくさん入っている飲みものは、おいしいものばかりだけれど、飲みすぎには注意だね！

クイズ

象牙質への刺激をへらすものは？

知覚過敏用歯みがき剤に入っている、象牙質への刺激をやわらげる成分には何というものがあるかな？

（→答えは32ページ）

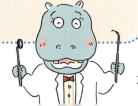

2 歯のまわりの病気②

歯周病ってどんな病気？

むし歯とともに、代表的な歯の病気が歯周病です。歯周病の症状や原因を知っておきましょう。

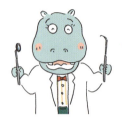

歯の問題には、むし歯だけでなく、歯のまわりの病気の歯周病もあります。みんなも気をつけましょう。

歯のまわりも大事にしないといけないのですね！

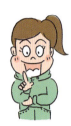

歯周病とは？

歯周病とは、歯ぐきや歯の根の部分、歯をささえる骨などに起こる病気です。歯周病には、大きく分けて、「歯肉炎」と「歯周炎」の2種類があります。

初期は歯ぐきがはれる歯肉炎ですが、病気が進むと歯をささえる骨のほうにまで炎症が起こる歯周炎になります。

歯周病の原因は、むし歯と同じで、歯こうのなかにいる細菌です。歯ぐきと歯のあいだから体のなかに入りこもうとする細菌と、体がたたかうことで、炎症が起きるのです。ひどくなると歯をぬかなければならなくなります。歯を失う原因の第1位が歯周病で、むし歯より多いのです。子どもの4人に1人ほどが歯肉炎という調査結果もあります。放っておくと歯周病につながってしまいます。

歯肉炎が進むと……

健康な歯ぐきはピンク色ですが、歯肉炎になるとだんだんと赤くはれあがり、歯ブラシを当てるだけで出血するようになります。

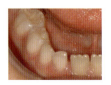
引きしまった健康な歯ぐき。

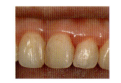
赤くぶよっとはれた歯ぐき。

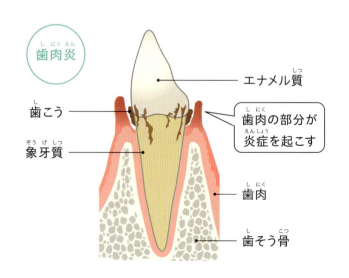
歯肉炎

第2章 歯と口の病気

歯周病の症状

炎症が、歯ぐきから、歯ぐきのなかの歯をささえる骨にまで広がった状態。いたみがあまりないので、進んでも自分ではなかなか気づけません。

歯と歯ぐきのあいだのすきまを、「歯周ポケット」という。健康な歯ぐきの歯周ポケットの深さは1〜2ミリ。3ミリ以上の深さになると、歯周病が進んでいる。歯科医院では専用の器具を使って深さをはかる。

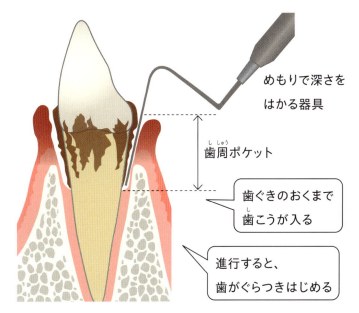

めもりで深さをはかる器具

歯周ポケット

歯ぐきのおくまで歯こうが入る

進行すると、歯がぐらつきはじめる

歯周病をふせぐには？

歯周病をふせぐには、むし歯と同じように、毎日の歯みがきで歯こうをしっかりとりのぞくことが大切です。歯みがきではとりきれない歯石を定期的に歯科医院でとってもらうことも効果があります。

歯肉炎の状態であれば、毎日の歯みがきをしっかりすることで健康な歯ぐきにもどすことができますが、歯周病になって、歯をささえる骨がとけた状態になると、もとにもどすことはできません。毎日の歯みがきや、うがいを習慣にして、口のなかをきれいにすることを心がけましょう。

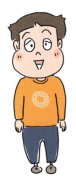

歯ぐきの病気って、少しずつ進んでしまうんだね！

歯ぐきがどんな様子か、鏡で見てチェックすることも大事だね！

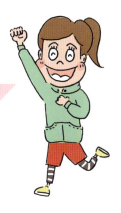

調べてみよう

深さをはかる器具の名前は？

歯科医院で使う、歯周ポケットの深さをはかる専用の器具を何というかな？
「歯周ポケット　はかる器具」などで、インターネットで検索してみよう（よびかたはいろいろあります）。

29

2 歯のまわりの病気③

歯周病がいろいろな病気の原因に？

歯周病は、歯や歯ぐき、口のなかだけでなく体全体に影響があり、いろいろな病気の原因にもなっています。

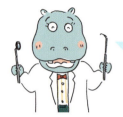

歯周病の菌がほかの病気の原因になるとわかってきました。歯周病をそのままにしていると病気にもなってしまいますよ！

歯や歯ぐきが悪いと、体も悪くなるなんて大変だ！

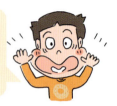

🦷 歯周病は体全体に影響する

　最近の研究では、歯周病が全身の病気の原因にもなることがわかってきました。歯周病によって歯と歯ぐきのあいだでふえた細菌は、飲みこまれたり、血液のなかに入りこんだりして、体全体に運ばれていきます。すると、菌が内臓や脳など体のいろいろなところに広がって、病気を起こすのです。

　また、体が菌とたたかおうとすることで、体全体のバランスがくずれてしまい、起こる病気もあります。歯周病は、むし歯のようにいたむことが少ないため、そのままにしてしまう人も多いのですが、全身の重い病気にならないためにも、早めに治療をしたり、ふせいだりすることが大切です。

体のすみずみに菌が運ばれる

　わたしたちの体には、菌が外から入らないようにするしくみがあります。しかし、じょじょに歯周病がひどくなり、口のなかで菌がふえると、血液などによって、体のいろいろな場所に運ばれてしまいます。

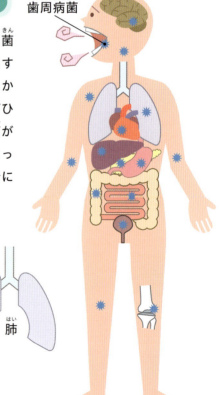

歯周病菌

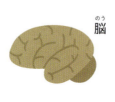

脳

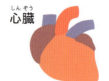

心臓　肺

第2章 歯と口の病気

歯周病が原因となる病気

歯周病の菌が臓器にとどいたり、菌の影響で体のバランスがくずれたりして、さまざまな病気になります。

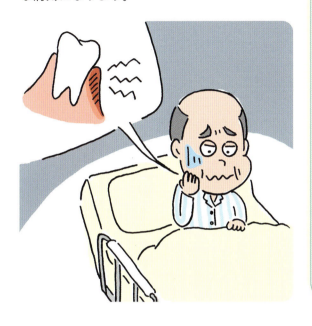

歯周病が原因となることがある病気の例

☑ **脳卒中**
脳の血管がつまったり、切れたりする病気。治療がおくれると命を落とす。助かっても、ことばや体の動きに障がいが出ることがある。

☑ **心臓病**
心臓の血管がつまったりして、胸がいたくなったり苦しくなったりする。命を落とすこともある。

☑ **誤嚥性肺炎**
食べものや飲みものが、呼吸をする管にまちがって入ってしまい、菌が肺に広がってしまう。

☑ **アルツハイマー型認知症**
脳がだんだん小さくなり、記憶などに障がいが出る。

☑ **関節リウマチ**
菌から体をまもるしくみのバランスがくずれ、手や足の関節などがいたくなる。

手術の前に歯医者が活躍？

歯周病や歯周病を起こす菌は、体全体に関係するため、病気の治療にも影響があります。とくに、手術をしたあとは、口のなかの菌の影響で誤嚥性肺炎になって、治療がうまくいかないことがあります。そのため、病院によっては手術を受ける患者は、事前に歯医者に口のなかをみてもらい、歯こうや食べかすをきれいにとってもらうことがあります。手術のあとにトラブルが少なく、病気がより早くなおるとされるためです。

歯の病気と全身の病気が関係していることがわかってきたので、歯医者が手術や歯以外の病気の治療の場で協力をすることもふえています。

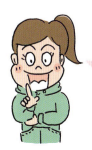

歯医者さんは、いろんなところで活躍しているんだね。

調べてみよう

生活習慣にまつわる病気って何？
運動や睡眠、食事など、生活のしかたが関係して起こる病気のことを何というかな？
（→答えは32ページ）

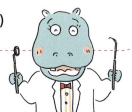

31

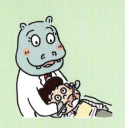
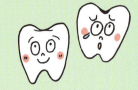

もっと知りたい！

歯の豆知識

世界でもっともまんえんした病気!? 歯周病

インフルエンザや新型コロナウイルス感染症など、国をこえて流行する病気はいろいろあります。そのなかで、「世界でもっともまんえんした病気」としてギネス世界記録に登録されたことのある病気が歯周病です。「まんえん」とはよくないものが、世の中に広がることです。世界でいちばん広がって、いちばんたくさんの人がかかった病気が歯周病ということです。ただし、歯周病にかかっている人を数える方法は、国によってさまざまで、ほかの病気よりもたくさんの人がかかっているかどうか、正確にはわかりません。でも、世界中どんな国でも多くの人がかかって、苦しむ病気であることはたしかです。

歯周病は、人びとが古くからなやまされてきた病気でもあります。ネアンデルタール人の骨を調べると、歯周病にかかっていたあとがあり、古代エジプトの王のミイラでも、X線撮影をすると、歯周病で歯をささえる骨がとけて歯がなくなってしまった様子が確認できるといいます。

日本の俳人もなやまされていた？

「やせがえる　まけるな一茶　これにあり」などの俳句で有名な小林一茶は、49歳ですべての歯がなくなってしまいました。歯周病だったと考えられます。「わか水の　歯にしみしのも　むかしかな」と、歯がなくなり冷たい水もしみなくなったことをなげく俳句もよんでいます。わたしたちから見ると、冷たい水がしみていたときから、歯の手入れが必要だったことがわかりますが、昔は歯の健康をまもる知識も、歯ブラシなどの道具もないため、苦しむしかなかったのです。大昔からたくさんの人を苦しめてきた歯周病ですが、いまは歯みがきで予防ができます。毎日しっかり歯をみがきましょう。

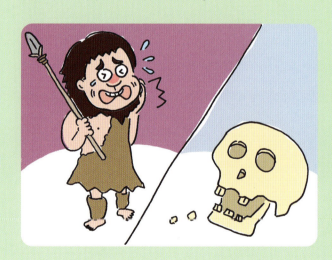

ページ	答え
21ページ	スケーラー
23ページ	骨
25ページ	C2。冷たいものがしみたりする
27ページ	乳酸アルミニウム
31ページ	生活習慣病

第3章 大切な歯をまもるために

健康な歯をまもるために
生活習慣を見直してみよう！ ……… 34
1 正しい歯みがきのしかた ……… 36
2 健康な歯のためにできること ‥ 44

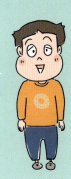

先生、ぼく、もうむし歯にはなりたくないです。どうしたらむし歯をふせげますか？

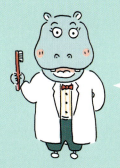

むし歯にならないためには、歯を正しくみがくこと、生活習慣に気をつけることが大切です。この章では、具体的にどうすればよいのか見ていきましょう。

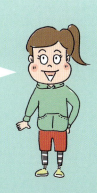

お兄ちゃんたまに、歯みがきをわすれてるよね……。

健康な歯をまもるために
生活習慣を見直してみよう！

· · · · · · · · · · ·

むし歯や歯周病にならないためには、
日ごろからしっかり歯みがきをすること、
そして食べかたに気をつけることが大事です。
自分に当てはまるものに☑を入れて、
日常をふりかえりましょう。

歯みがきについて

☐ 1日に3回以上歯みがきをしている。

☐ ねる前に、かならず歯をみがいている。

☐ 歯みがきができないときはうがいをしている。

☐ 自分の年齢や歯の形にあった歯ブラシを使っている。

☐ 歯みがき剤は、フッ素入りのものを使っている。

☐ 歯ブラシの毛先が開いていない。

☐ デンタルフロスも使って歯のあいだのよごれをとっている。

☐ 鏡を見ながら歯みがきをしている。

☐ おく歯はとくにしっかりみがいている。

☐ 歯の段差があるところは歯ブラシをかたむけてみがいている。

☐ 歯の裏側もみがいている。

☐ 歯をみがく順番を決めて毎日まもっている。

当てはまるもの ☐ つ

34

第3章　大切な歯をまもるために

食べかた・飲みかたについて

☐ 食べものをよくかんで食べている。

☐ あまいおかしを食べすぎない。

☐ あまいジュースや炭酸飲料を飲みすぎない。

☐ おやつは1日に1回ていど。

☐ おやつの時間は決めている。

☐ ねる前に歯をみがいたあとは、おやつを食べたりジュースを飲んだりしない。

☐ あまいものやすっぱいものを食べたり飲んだりしたら、口をゆすぐ。

当てはまるもの　☐ つ

かかりつけの歯科医院について

☐ かかりつけの歯科医院がある。

☐ 歯にいたみが出たら放っておかず歯科医院に行く。

☐ 3～4か月に1回は歯科医院で歯をみてもらっている。

☐ 歯科医院でフッ素をぬってもらったことがある。

☐ 歯科医院で正しい歯みがきのしかたについて教えてもらった。

☐ かかりつけの歯科医院では、口のなやみを気軽に相談できる。

当てはまるもの　☐ つ

☑ が **20以上** … 理想的な生活習慣です。これからもつづけましょう。

☑ が **19～8** … まずは、正しく歯をみがくことからはじめてみましょう。

☑ が **7以下** … むし歯や歯周病になりやすい状態です。
　　　　　　　生活を見直して少しずつ変えてみましょう。

1 正しい歯みがきのしかた①

歯みがきってなぜ大切なの?

むし歯や歯周病をふせぐためには、歯こうを残さないように、毎日の歯みがきで口のなかを掃除することが大切です。

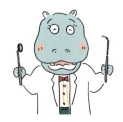

毎日歯みがきをしているかな? 毎日歯みがきをしないと、むし歯や歯周病の原因になってしまいます。

毎日みがいているけれど、学校の給食のあとはしなくてもだいじょうぶですか?

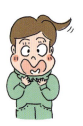

歯こうを落とすために歯みがきを

歯につくネバネバの歯こうが、むし歯や歯周病の原因になることはこれまでに説明しました。歯こうは、歯や、歯と歯ぐきのあいだに、ぴったりとくっついているので、うがいをしただけではとることができません。歯ブラシを使って、細かく掃除をしないと、きちんと落とすことができないのです。

自分の口の大きさにあった歯ブラシを使って、1本1本、みがき残しがないようにていねいにみがきましょう。

しっかり歯こうをとるために

歯こうがつきやすいところは、とくにていねいにみがきます。歯ブラシでみがいたら、デンタルフロスなど、歯と歯のあいだの掃除ができる道具で仕上げをしましょう。

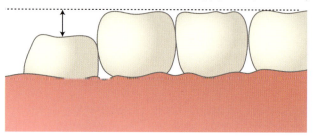

となりの歯と高さがちがうところは時間をかけるとよい。

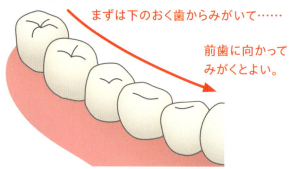

まずは下のおく歯からみがいて……
前歯に向かってみがくとよい。

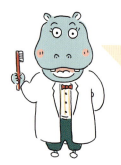

みがく順番を決めると、みがき残しをふせげます。

第3章 大切な歯をまもるために

歯みがきで気をつけること
- ☑ 表側、裏側、かみあわせの面を分けてみがく。
- ☑ 順番を決めてみがき残しがないようにする。
- ☑ 歯こうがつきやすいところはとくにていねいにみがく。
- ☑ 歯と歯のあいだはデンタルフロスを使う。
- ☑ 歯ブラシの向きをいろいろにして、全部の歯をみがく。
- ☑ 鏡を見ながらみがけているか確認する。

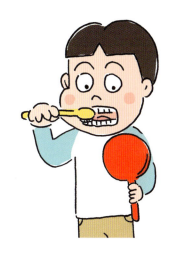

歯みがきは1日何回?

　食後3回みがくのが理想ですが、給食のあと、歯みがきの時間がない学校もあります。お昼の歯みがきができない人は、朝と夜の2回でもだいじょうぶです。1日2回、しっかり歯こうを落としていれば、むし歯や歯周病をふせぐことができます。しかし、おかしなどのおやつを食べる回数が多い人は、1日2回の歯みがきでは歯こうをとりきれません。時間や回数を決めずにおかしを食べることはやめましょう。

1日の歯みがきのスケジュール

朝	歯ブラシを使う	起きたあとは口をゆすぐ。朝ごはんのあと、食べかすが残らないようにみがく。
昼	できる人だけ	給食のあと歯みがきの時間がない学校では、口をゆすぐだけでもよい。
夜・ねる前	歯ブラシとデンタルフロスを使う	1日のなかでいちばんていねいに、時間をかける。歯と歯のあいだもしっかり掃除する。

夜の歯みがきをとくにていねいに

　夜ねむっているときは、だ液が出る量がへって、口のなかに細菌がふえやすくなります。夜、ねる前の歯みがきで、食べもののかすや歯こうをとりのぞくことがとくに大切です。

クイズ
ねる前の歯みがきはなぜ大事?
ねる前の歯みがきがとくに大切なのは、どうしてかな?
(→答えは46ページ)

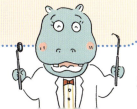

1 正しい歯みがきのしかた②

歯みがき用品の選びかた

歯みがきで歯こうをきちんと落とすためには、自分にあった歯みがき用品を選ぶことが大切です。

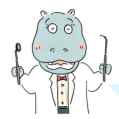

いま、使っている歯ブラシはみがきやすいですか？ 毎日歯みがきをしても、自分にあわない歯ブラシだと、きれいにみがけないこともあります。

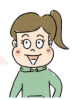

買ってもらったものをそのまま使っています。あっているのかなあ。

歯ブラシの選びかた

口の大きさにあわせて歯ブラシを選びましょう。子ども用は、「ヘッド」といわれるブラシの部分が小さいだけでなく、もつ部分の「ハンドル」が、子どもがにぎりやすい太さと長さになっています。

歯ブラシの毛先にも注意しましょう。開いていると、しっかり歯に当たりません。1か月ごとに新しい歯ブラシにかえるといいでしょう。デンタルフロスや歯間ブラシも使うと、歯のあいだなどもみがけます。

子どもにあった歯ブラシ

年齢や歯のはえかわりなどにあわせて、歯ブラシを選んでみましょう。毛のかたさにもいろいろあります。また、毛先の形もさまざまで、山型やU字型のものもあります。

毛のかたさの特徴

ふつう	ほどよいかたさで歯こうを落としやすい。
やわらかめ	歯ぐきにやさしい。ゆっくりていねいにみがかないと歯こうがきちんと落ちないことも。
かため	みがきごこちがしっかりしているけれど、歯ぐきをきずつけやすい。

歯のはえかわりの時期（6〜12歳ごろ）

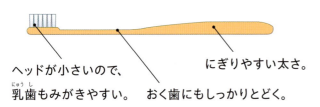

ヘッドが小さいので、乳歯もみがきやすい。
おく歯にもしっかりとどく。
にぎりやすい太さ。

永久歯がはえそろったら（中学生〜）

年齢や口の大きさにあわせて、いろいろな大きさがある。

第3章 大切な歯をまもるために

歯と歯のあいだをきれいにする

歯ブラシだけでは、歯と歯のあいだの歯こうまでは落とせません。歯のあいだはデンタルフロスを使います。デンタルフロスは細いたくさんの繊維があわさっている、歯と歯のあいだ専用の道具です。

細かいところにはヘッド部分の小さい歯ブラシが便利です。

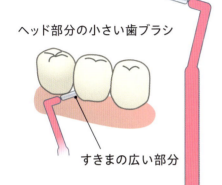

ヘッド部分の小さい歯ブラシ
すきまの広い部分

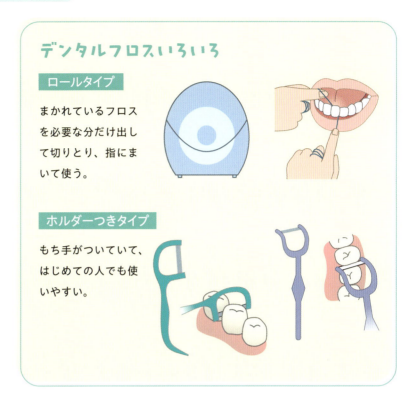

デンタルフロスいろいろ

ロールタイプ
まかれているフロスを必要な分だけ出して切りとり、指にまいて使う。

ホルダーつきタイプ
もち手がついていて、はじめての人でも使いやすい。

歯みがき剤の選びかた

歯みがき剤には、口のなかをすっきりさせるだけでなく、歯こうを落ちやすくしたり、歯こうをつきにくくしたりする役割があります。

最近は、フッ素という成分が入っていて、歯の再石灰化がしやすくなる歯みがき剤や、知覚過敏のいたみをふせぐ成分の入った歯みがき剤なども売られています。こうした成分が入っている歯みがき剤は、歯の健康をまもることに役だちますが、子どもは使う量に気をつける必要があります。注意書きを読んだり、歯科医院で使いかたを教えてもらったりしましょう。
（→再石灰化は25ページ参照）

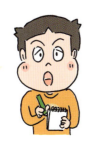

デンタルフロスにはいろいろな種類があるんだね。

調べてみよう

細かい部分が得意な歯ブラシは？

細かい部分をみがきやすい小さなブラシは、何という歯ブラシかな？
「細かいところ　歯ブラシ」などで、インターネットで検索してみよう。

1 正しい歯みがきのしかた③

正しい歯みがきの方法を覚えよう

歯みがきは、歯こうをきちんと落とすためのものです。歯こうをきれいに落とせる正しい歯みがきの方法を覚えておきましょう。

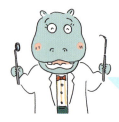

スポーツやゲームと同じように、歯みがきにもじょうずに歯こうを落とせるやりかたとそうではないやりかたがあります。やりかたを覚えて練習しましょう。

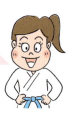

空手も、正しいやりかたを覚えて練習が大切！ 同じですね。

歯みがきの3つの基本

正しい歯みがきには、3つの基本のやりかたがあります。1つめは、歯ブラシの毛先を歯にまっすぐ当てること。2つめは、歯ブラシを小さく動かすことです。大きく動かすと毛先が歯と歯のあいだなど、せまいところにとどかないからです。3つめは、軽い力でみがくことです。力が強すぎても弱すぎても、じょうずに歯こうを落とすことはできません。毛先が広がらないくらいに、軽くちょうどよい力でみがくようにしましょう。

歯みがきの基本①
歯ブラシをまっすぐ当てる

歯ブラシの毛先が歯の面にまっすぐになるように当てると、歯こうをきれいに落とせます。きちんと当たっているかどうか、鏡で見ながらみがくとよいでしょう。

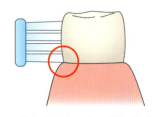

歯と歯ぐきのあいだに歯ブラシのはしを当てる。

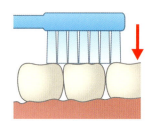

かみあわせにもまっすぐ当てる。

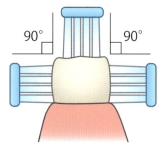

歯の面と毛先が直角になるように。

第3章 大切な歯をまもるために

歯みがきの基本② 小さく動かす

歯ブラシの毛先を小さく動かして、歯のみぞや歯と歯のあいだに毛先がとどくようにします。ネバネバとした歯こうは、少しみがいただけでは落とせません。1〜2本ずつ、20回以上往復させましょう。

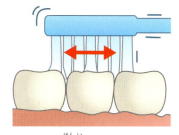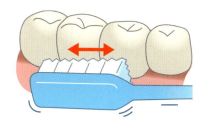

1〜2本の範囲を小さく、こきざみに動かす。

歯みがきの基本③ 軽い力でみがく

みがく力が強すぎると、毛先が広がってしまって、歯こうをきちんと落とせなくなります。歯ぐきをきずつけてしまうこともあります。力が弱すぎると、歯と歯のあいだまで毛先がとどきません。ちょうどよい力でみがけるように練習しましょう。

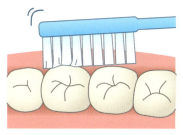 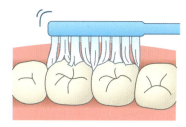

弱すぎる。　　　　　　　　ちょうどよい。

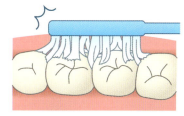

強すぎる。

歯ブラシのもちかた

「ペングリップ」とよばれる、えんぴつをもつようなもちかたができると、ちょうどよい力でみがきやすくなります。じょうずにできない人は、もちやすい方法でだいじょうぶ。あまり強くにぎりすぎないようにしましょう。

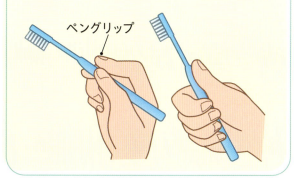
ペングリップ

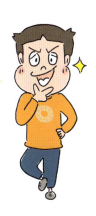

基本を教えてもらったから、じょうずにできそうだ！

クイズ

歯ブラシのもちかたの種類は？

えんぴつをもつような歯ブラシのもちかたを何とよぶかな？
（→答えは46ページ）

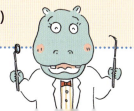

41

自分の歯にあわせてみがく

3つの基本のみがきかたを覚えたら、自分の歯ならびや、歯のはえかたにあわせたみがきかたも考えましょう。歯ブラシのいろいろな場所を歯に当てるようにしてくふうしたり、歯ブラシを入れる向き、動かす向きを変えたりすると、じょうずにみがくことができます。

歯と歯のあいだの歯こうがとれるデンタルフロスの使いかたも練習しておきましょう。

歯ブラシの部分のよびかた

歯ブラシのいろいろな場所を使い分けられるようにしましょう。部分によってよび名もあるので覚えておくと便利です。

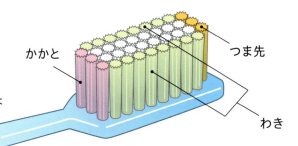

歯の形や歯ならびにあわせてみがく

歯の形や自分の歯ならびにあわせて細かいところをみがきましょう。とくに前歯ででこぼことしている人は、歯ブラシをたてにして、「つま先」や「かかと」を使って、歯と歯のあいだをみがきましょう。歯の横側や、歯のすきま、歯ぐきの境目は、「わき」を使ってみがきます。

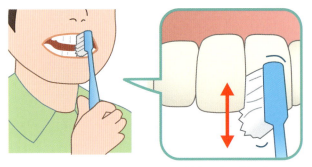

上の前歯のあいだはたてにして「つま先」を使う。

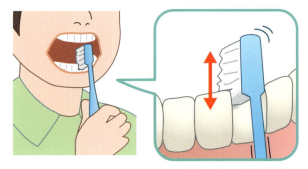

下の前歯のあいだは「かかと」を使う。

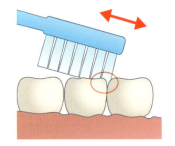

おく歯は「つま先」を使って、かみあわせの部分までしっかりとみがく。

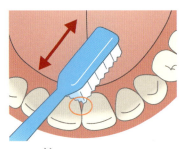

前歯の裏は「かかと」を使うとみがきやすい。

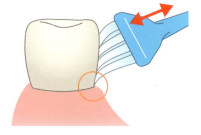

歯ぐきの境目は「わき」を使うとしっかり当たる。

第3章 大切な歯をまもるために

ブラシを入れる方向をくふうする

歯ブラシの毛先を歯にとどかせるためには、歯ブラシを口に入れる方向も大事です。とくに、永久歯がはえかけで高さがちがう人は注意しましょう。

上から
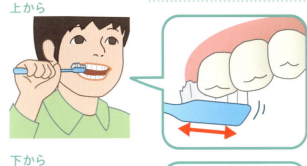

下から
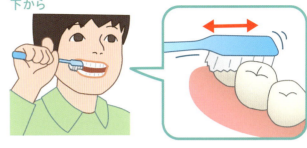

横から
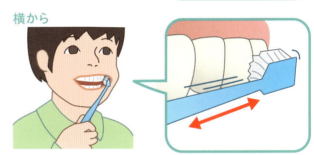

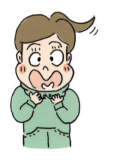

ほんとだ。横から入れてみるとおく歯までちゃんととどく！

歯ブラシがとどきにくいおく歯は、歯ブラシを横から入れたり、歯ブラシでほおを広げたりしてとどかせる。でこぼこしている歯は「つま先」や「かかと」をうまく使って引っかけるようにみがく。

デンタルフロスの使いかた

ホルダーのついたものにすると、はじめての人もじょうずに使えます。歯と歯のあいだにいきおいよく入れてしまうと、歯ぐきをきずつけることがあるので、のこぎりをひくようにやさしく入れましょう。

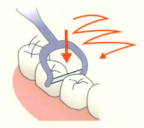
歯と歯のあいだに糸の部分を当てて、のこぎりをひくように横に動かしながら入れる。

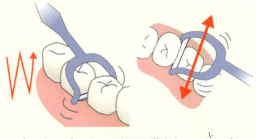
歯のカーブにそって上下に動かして、歯こうをとりのぞき、ゆっくりと動かしながら出す。

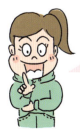
歯をみがく道具は、歯ブラシだけじゃないんだね！

デンタルフロスで、歯のすみずみまで掃除しよう！

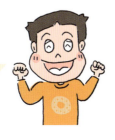

調べてみよう

歯みがきの練習方法は？

じょうずに歯をみがけるように、練習する道具があるんだよ。「歯みがき　練習」などで、インターネットで検索してみよう。

2 健康な歯のためにできること

歯を健康にたもつ生活習慣

むし歯や歯周病をふせぎ、歯を健康にするためには、毎日の生活習慣に注意することが大切です。

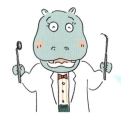

むし歯や歯周病は、生活習慣によって、なりやすくなったりなりにくくなったりします。歯を健康にたもてるようにしましょう。

はい。むし歯にはなりたくないから気をつけます。

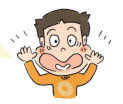

食事やおやつの食べかた

歯みがきをきちんとして、歯こうをとりのぞくのが大切なことは、これまでにも説明しました。歯こうのなかで菌が「酸」をつくって歯をとかしてしまうからです。

何かを食べると口のなかで酸が強くなり、歯みがきやうがいをすると、酸は弱くなります。毎日、この流れをくりかえしていれば、むし歯をふせげるのです。

なるべく酸が強い状態になる時間をへらして、むし歯の原因をつくらないことが大事です。

むし歯ができにくい生活習慣

むし歯にならないために、生活習慣を見直してみましょう。食事のあとの歯みがきが大事です。うがいをするだけでも、口のなかのよごれをへらせます。また、おやつは時間を決めて、長い時間食べないこと！砂糖がたくさんふくまれた飲みものは、飲みすぎないようにしましょう。

むし歯になりにくい生活

朝ごはん	昼ごはん	おやつ	夜ごはん
歯みがき	歯みがき		歯みがき

夜の歯みがきはいちばん大事です。ていねいにすると、むし歯をふせぐことができます。

スポーツドリンクや炭酸飲料を飲みすぎないこと。飲んだらうがいをしましょう。

おやつは時間を決めて！ダラダラと食べるのはやめましょう。

むし歯になりやすい生活

朝ごはん	昼ごはん	おやつ	おやつ	夜ごはん
歯みがき				

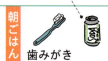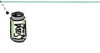

ねる前にものを食べたりあまい飲みものを飲んだあとは、歯みがきをしましょう。

第3章 大切な歯をまもるために

よくかんで食べる

よくかんで食べると、だ液が出やすくなります。だ液は口のなかをきれいにするはたらきがあるので、むし歯予防になります。

よくかむと、ほどよいところでおなかがいっぱいになるので、食べすぎをふせぎ、肥満も予防できます。かむことで脳に流れる血液がふえて、脳がしっかりはたらくようにもなります。

歯のはえかわりのときには、しっかりかめないこともあるので、かむ回数をふやすように気をつけましょう。食べものの消化もよくなります。

ゆっくりと食べる

あわてて食べると、食べものをじゅうぶんに小さくして胃に送ることができません。一口30回くらいかむようにしましょう。右側ばかりや左側ばかりで食べると、かむ力が弱くなってしまいます。左右両方を使ってかみましょう。

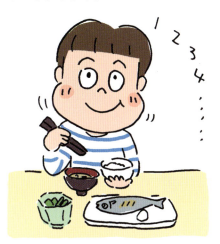

よくかむことのメリット

- ☑ だ液がよく出て、口のなかがきれいになりむし歯をふせげる。
- ☑ 消化がよくなる。
- ☑ 脳がよくはたらくようになる。
- ☑ 食べすぎをふせいで、肥満も予防できる。
- ☑ だ液と食べものがよくまざり、味をよく感じられる。
- ☑ 口のまわりの筋肉が発達するので、表情がゆたかになる。

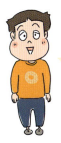

むし歯になるのはいやだから、がんばろう。

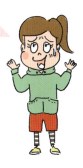

おやつは時間を決めて食べましょう！

クイズ

むし歯になりやすくなった歯は何？

すっぱいくだものや炭酸飲料、スポーツドリンクなど、酸が多くふくまれる飲みものでとけやすくなった歯のことを何というかな？
（ヒント：27ページ）
（→答えは46ページ）

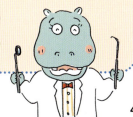

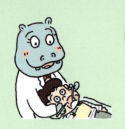
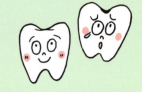

もっと知りたい！ 歯の豆知識

健康でも歯医者さんにみてもらおう

むし歯や歯周病は、早めに発見して早めになおすことが大切です。でも、むし歯も歯周病も最初はいたくないので、自分では気づくことができません。とくに、はえたばかりの歯はよごれが残りやすいので、むし歯になりやすいのです。

歯科医院では、むし歯などがないかどうか点検したり、むし歯をふせぐ手当てをしたりしています。歯医者のほかに、歯科衛生士という職業の人もいて、自分でとりきれずに残ってしまった歯石をとって歯や口のなかをきれいにしてもらえます。子どものうちも、おとなになってからも、歯科医院で定期的にみてもらいましょう。3～4か月に1回は定期検診を受けられると安心です。

歯科医院で定期検診をするメリット

歯科医院での定期検診では、学校の歯科健診とはちがって、明るい場所で口のなかをみてもらいながら、気になることをなんでも相談することができます。たとえば、飲みこみや歯ならびが悪くなっていないかをチェックしてもらったり、必要があればX線写真をとったりして、口のなかをすみずみまで調べてもらえるのです。

むし歯ができにくくなる手当て

歯科医院では、歯を強くして、むし歯をふせぎ、歯の「再石灰化」をしやすくするフッ素をぬることや、歯のみぞをおおってむし歯をふせぐ「シーラント」などの手当てをしてもらえます。

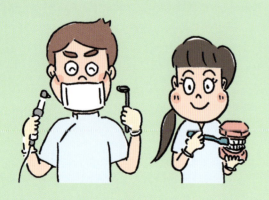

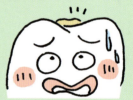

はえたばかりのおく歯のみぞは、歯こうがたまりやすく歯ブラシがとどきにくい。

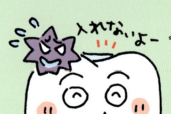
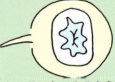

シーラントでみぞをうめると、むし歯菌が入りこむのをふせぐことができる。

37ページ	ねているあいだはだ液がへって、細菌がふえやすくなるから
41ページ	ペングリップ
45ページ	酸しょく歯

さくいん

このページでは、この本に出てくる重要な語句を50音順にならべています。
調べたいことがあったらそのページを確認してみましょう。

あ

あご	8, 10
アルツハイマー型認知症	31
永久歯	10, 11, 16
エナメル質	9, 10, 13, 22, 24, 26, 27
おく歯	15, 17
親知らず	11, 16, 17

か

関節リウマチ	31
臼歯	16, 17
口の役割	6, 7
健康寿命	18
犬歯	16
交感神経	12
口腔	8
誤嚥性肺炎	31

さ

再石灰化	25, 39, 46
酸	22, 23, 25, 27, 44
酸しょく歯	27
シーラント	46
歯冠	9, 24
歯こう	20, 21, 22, 23, 25, 28, 36, 37, 38, 39, 40, 41, 44

歯根	9
歯周病	28, 29, 30, 31, 32, 36
歯周ポケット	29
歯ずい	9, 10, 24, 25
歯石	21, 29
歯肉炎	28, 29
自律神経	12
心臓病	31
生活習慣	44
切歯	16
セメント質	9
象牙質	9, 10, 24, 26

た

大臼歯	17
だ液	6, 7, 8, 12, 13, 37, 45
脱灰	25
知覚過敏	26, 27, 39
定期検診	46
デンタルフロス	36, 37, 38, 39, 43

な

乳歯	10, 11, 15
脳卒中	31

は

歯の役割	14, 15, 16
歯ブラシ	36, 37, 38, 39, 40, 41, 42, 43

歯みがき	21, 27, 29, 36, 37, 38, 40, 41, 42, 43, 44
歯みがき剤	39
ハンドル	38
副交感神経	12
フッ素	25, 39
プラーク	20
ヘッド	38, 39

ま

前歯	16
ミュータンス菌	20, 22
味蕾	6, 7
むし歯	13, 17, 20, 21, 23, 24, 25, 36, 44, 46

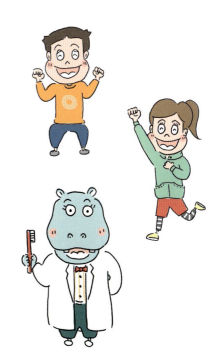

47

監修

網野重人 (あみの・しげと)

桜堤あみの歯科院長・理事長

1995年昭和大学卒業。1999年昭和大学大学院卒業、歯科博士号取得。2002年より昭和大学歯学部兼任講師、日本大学松戸歯学部兼任講師。2008年、桜堤あみの歯科開院。日本歯科専門医機構認定小児歯科専門医。おもな著書に『子どもの歯を健康に育てる方法：小児歯科専門医がやさしく教える』(現代書林)、『小児歯科専門医と認定歯科衛生士が矯正治療について教える 子どもの歯並びをよくする方法』(共著、現代書林) などがある。

原田奈名子 (はらだ・ななこ)

桜堤あみの歯科副院長

2009年神奈川歯科大学卒業。2017年東北大学大学院歯学研究科小児発達歯科学分野卒業、歯科博士号取得。同年より東北大学大学院歯学研究科非常勤講師、桜堤あみの歯科に勤務。

編集・制作
株式会社桂樹社グループ (狩生有希)、片倉まゆ

装丁・本文デザイン
大悟法淳一、永瀬優子、武田理沙、石井里実
(ごぼうデザイン事務所)

執筆
安藤千葉

協力
中西眞知子 (桜堤あみの歯科)

イラスト
WOODY　寺平京子

おもな参考文献

網野重人『子どもの歯を健康に育てる方法：小児歯科専門医がやさしく教える』(現代書林)

網野重人、中西眞知子『小児歯科専門医と認定歯科衛生士が
　矯正治療について教える 子どもの歯並びをよくする方法』(現代書林)

井上美津子『子どもの歯と口のトラブルQ&A』(医学情報社)

東京医科歯科大学最先端口腔科学研究推進プロジェクト
　『新しい歯の教科書：口内環境は、全身の健康につながる』(池田書店)

厚生労働省「e-ヘルスネット」
https://www.e-healthnet.mhlw.go.jp/information/teeth (2024年6月3日確認)

教えて歯医者さん！ 調べて守る歯の話
第1巻 健康な歯の守りかた

2024年9月24日　初版第1刷発行

発行人　泉田義則
発行所　株式会社くもん出版
　　　　〒141-8488
　　　　東京都品川区東五反田2-10-2東五反田スクエア11F
　　　　電話　03-6836-0301 (代表)
　　　　　　　03-6836-0317 (編集)
　　　　　　　03-6836-0305 (営業)
　　　　ホームページ　https://www.kumonshuppan.com
印刷所　TOPPANクロレ株式会社

NDC497・くもん出版・48P・28cm・2024年 ISBN978-4-7743-3741-8
© 2024 KUMON PUBLISHING Co.,Ltd. Printed in Japan

乱丁・落丁がありましたら、おとりかえいたします。
本書を無断で複写・転載・翻訳することは、法律で認められた場合を除き禁じられています。購入者以外の第三者による本書のいかなる電子複製も一切認められていませんのでご注意ください。

CD56267